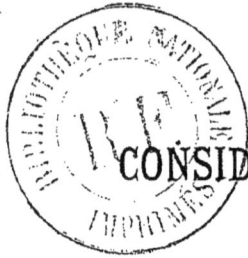

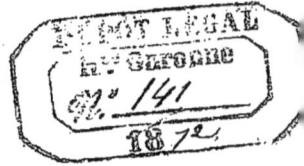

CONSIDÉRATIONS

SUR LA

DOULEUR DANS LES MALADIES

ET PARTICULIÈREMENT DANS L'INFLAMMATION,

Par M. RIPOLL.

TOULOUSE

Imprimerie Louis & Jean-Matthieu DOULADOURE

Rue Saint-Rome, 39

Td 10 61

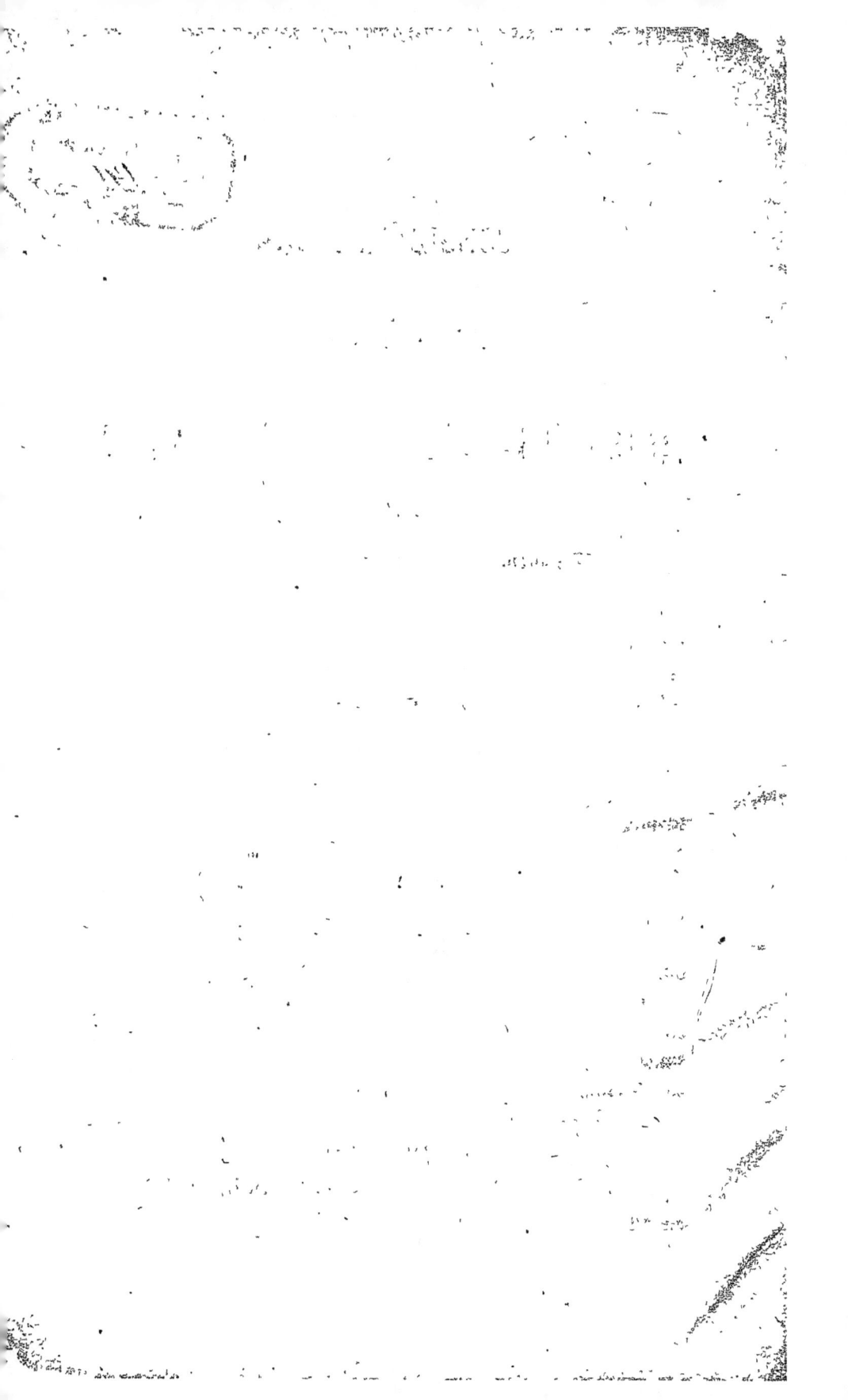

CONSIDÉRATIONS

SUR LA DOULEUR DANS LES MALADIES

ET PARTICULIÈREMENT DANS L'INFLAMMATION [1];

Par M. RIPOLL.

Messieurs ,

Dans notre dernière séance , M. Noguès , notre collègue ,
nous annonçant la prochaine lecture d'un travail ayant pour
base l'influence de la douleur sur la marche des maladies
inflammatoires, nous a exposé en quelques mots que, d'après
certains faits qui lui paraissaient concluants , il croyait pouvoir avancer, d'ores et déjà, que la douleur joue un si grand rôle
dans les inflammations, que si l'on pouvait parvenir à l'anéan-
tir par les narcotiques, les injections hypodermiques de chlo-
rhydrate de morphine en dissolution, par exemple, l'inflammation avortait, ou, ce qui est à peu près similaire , entrait
dans la période de résolution dans un temps plus court que
d'ordinaire , et que dans tous les cas, la gravité de la maladie
était considérablement diminuée.

En attendant, il nous a engagés à expérimenter, de notre
côté, afin d'être en même de contrôler avec pleine connais-
sance de cause les résultats de sa propre expérience, et les
conclusions qu'il pensait être autorisé à en déduire.

Sans doute, on peut paraître hardi en émettant, *à priori*,
cette pensée que la voie dans laquelle est entré notre collè-

[1] Lu à la séance du 11 novembre 1871 de la Société de Médecine, Chirurgie et Pharmacie de Toulouse.

gue est probablement sans issue vers le but qu'il veut atteindre, que le champ d'expérimentation qu'il nous propose d'exploiter est d'une fertilité équivoque; cependant, il me semble, (et les observations contradictoires immédiates qu'a soulevées la communication de M. Noguès justifient cette opinion), qu'avant de nous décider à répondre à l'invitation qui nous est faite, il est une question préalable qu'il faut résoudre.

Cette question, c'est celle-ci : La douleur est-elle cause ou effet dans les maladies? S'il est, je ne dirai pas démontré, mais seulement établi comme certain, que la douleur n'est qu'un résultat, et non pas un facteur dans le produit qui constitue l'inflammation, il est évident qu'espérer influencer la marche de cette inflammation par l'anéantissement de la douleur, serait se bercer d'une chimère. Il y a plus : n'est-il pas imprudent d'entrer dans cette voie expérimentale? Est-elle sans danger?

J'ai cru ne pouvoir choisir un meilleur sujet d'étude pour le tribut académique que notre règlement m'imposait de vous fournir aujourd'hui. Incontestablement, ce travail, auquel je dois me borner à donner le titre de *Note à consulter*, se ressentira de la hâte avec laquelle il a été élaboré, et la question si importante que j'ai cherché à résoudre ne vous paraîtra pas résolue; mais je compte sur la discussion qui suivra cette lecture pour faire jaillir la lumière et fixer en même temps d'une manière définitive vos idées et les miennes.

Ce serait une belle découverte que celle de ce fait qu'en anéantissant la douleur par un moyen aussi simple, aussi facile à appliquer qu'une injection hypodermique, on jugule les inflammations, et je conçois que sans avoir des prétentions à conquérir ainsi une immortelle renommée, on soit tenté de rechercher cette découverte, subissant l'excitation de ce mobile si noble qui nous pousse tous, sans exception, à contribuer de notre mieux au soulagement de l'humanité. Mais, hélas! il est bien à craindre que la médecine ne soit pas parvenue, et ne parvienne de bien longtemps encore, à prouver, par des résultats aussi palpables et aussi heureux, les bienfaits indéniables pourtant de son intervention dans les déraillements de la machine humaine.

Et d'abord, qu'est-ce que la douleur? (bien entendu que nous ne nous occupons que de la douleur physique). C'est une chose remarquable qu'à part quelques exceptions, tous les auteurs qui en ont parlé n'ont même pas cherché à en donner une définition. Ils se bornent à répéter *textuellement* d'âge en âge, à travers l'histoire de la médecine, que *tout le monde sait ce que c'est que la douleur pour l'avoir éprouvée, et qu'il est inutile de la définir.*

Il y a un point sur lequel tous sont d'accord; c'est qu'elle ne peut se produire que dans certaines conditions qui lui sont indispensables; ces conditions, les voici :

« Toute douleur suppose une impression antérieure, dé-
» terminée par une cause irritante ; mais il ne suffit pas que
» cette impression s'exerce sur les extrémités des nerfs, il faut
» qu'elle arrive à l'organe commun des sensations, au réser-
» voir général de la sensibilité, en un mot au cerveau. Cette
» condition est tellement rigoureuse et nécessaire que, si l'on
» intercepte la communication entre le cerveau et les organes,
» par la compression, la ligature ou la section des nerfs,
» nous ne sentons plus les impressions que ces organes éprou-
» vent, nous n'en avons plus conscience. » (Renauldin, *Dict.* en 60.)

La douleur n'aurait donc pas d'existence locale propre ; elle ne serait que le produit combiné d'une impression et d'une élaboration cérébrales. Cela étant, on ne voit pas trop quel serait son rôle ou son influence locale dans une maladie quelconque, inflammatoire ou autre. La douleur n'étant qu'une sensation, qu'une perception cérébrales, en enlevant au cerveau cette sensation et cette perception, le phénomène lui-même serait supprimé ; mais qu'importerait à la lésion locale la suppression d'une *manifestation* qui n'existe qu'en dehors d'elle ?

La question posée par notre collègue serait, ce nous semble, ainsi tranchée du coup, la suppression de la douleur par les anesthésiques serait sans retentissemeut sur l'état de la partie malade, et nous n'aurions même pas besoin de rechercher si elle est une cause ou un effet dans l'ensemble des phénomènes pathologiques observés.

Mais nous devons aller plus loin ; nous devons rechercher s'il n'existerait pas un état physique, anatomique ou physiologique, de l'économie, pouvant se rattacher à la sensation-*douleur*, dont le cerveau seul constaterait, il est vrai, l'existence, mais qui n'en existerait pas moins *localement* en dehors de la conscience cérébrale.

Dans cet ordre d'idées, nous sommes obligés de rechercher si, dans les quelques définitions qui ont été données de la douleur, nous n'en rencontrerions pas une qui pût se prêter à la supposition qui vient d'être formulée. Eh bien ! sauf omission, nous ne voyons guère que Boerhaave qui ait ainsi précisé la douleur; elle consiste, selon lui, dans *une distension des fibres nerveuses qui tirent leur origine du cerveau ;* et encore ces derniers mots semblent indiquer que la partie sur laquelle a lieu la *distension nerveuse* doit être en communication avec le centre sensorial, de telle sorte que cette définition, la seule qui nous permettrait, à la rigueur, de supposer la possibilité de la douleur indépendante de la conscience cérébrale, ne peut elle-même nous fournir un étai suffisant pour une telle théorie.

Non, nous pousserions inutilement plus loin nos recherches, et nous mettrions en vain notre esprit à une plus longue torture, nous ne trouverions rien, ni dans nos propres conceptions, ni dans les travaux si complets pourtant de nos devanciers, qui justifie la croyance à la possibilité de la douleur comme entité physiologique ou anatomique localisée et indépendante. Tenons-nous-en donc à la seule définition qui, sans satisfaire complétement notre esprit, nous place sur un terrain plus accessible à nos méditations, la définition que Sauvages nous a donnée *(Nosologie méthodique) : c'est une perception incommode et confuse provenant d'une lésion quelconque des fibres nerveuses*, et pour lui donner les dernières limites qu'elle puisse atteindre, je crois, ajoutons avec Pressavin (*Traité des maladies nerveuses*) : *un sentiment poussé à son dernier période.*

Je disais tout à l'heure que la douleur étant ainsi comprise, la question posée était tranchée du coup ; que la douleur n'étant en quelque sorte qu'une abstraction , elle était sans influence sur un état local quelconque , et que son annihilation n'avait par conséquent aucune importance au point de vue des modifications matérielles que pouvait subir cet état local. Il faut faire quelques réserves à cet égard : s'il me paraît hors de contestation que la douleur n'exerce aucune influence *directe* sur la lésion locale à l'occasion de laquelle elle s'est produite, il n'en est pas moins établi que, comme toutes les sensations cérébrales , elle a un retentissement général sur toute l'économie, et incidemment sur l'organe déjà malade; à ce point de vue, sa suppression *pourrait* avoir un avantage; mais par combien de détours ne faudrait-il pas passer pour obtenir un résultat local bien minime quelquefois ! Une modification ne pourra être obtenue dans la marche d'une inflammation qu'en replaçant la nutrition et la circulation générales dans les conditions où elles se trouvaient avant que le cerveau fût impressionné par la violence ou la persistance prolongée de la douleur; et si elle l'est , cette modification tournera-t-elle ou non au profit du but que l'on poursuivait ?

Avec ces réserves, on comprend l'intervention de l'anesthésie; mais combien il y a loin de cette voie si largement ouverte, et si heureusement parcourue déjà par la médecine et la chirurgie, à celle bien plus rétrécie où l'on espère, en supprimant l'*élément*-douleur, enrayer immédiatement et directement une inflammation. Le médecin sait depuis longtemps qu'il agit heureusement dans la plupart des maladies lorsque, par l'administration d'un anesthésique ou d'un narcotique, il peut calmer la douleur et procurer le sommeil, même factice ; le chirurgien sait aussi combien la gravité de certaines opérations s'amoindrit lorsqu'il anesthésie son malade avant de l'opérer, ou le narcotise après. Jusque-là nous serons d'accord avec ceux qui nous diront : supprimez la douleur, et vous provoquerez, dans quelques cas, une réaction avantageuse dans l'organisme malade ou qui va le devenir ; mais nous ne saurions partager les espérances d'action directe de l'annihilation de la douleur émises par notre collègue.

J'ai prononcé tout à l'heure le mot *élément* à propos de la douleur ; je le maintiens, non pas que je croie qu'elle ait un rôle initiatif ou constitutif particulier dans les maladies., mais parce qu'elle en est ordinairement une des manifestations les plus accentuées, l'un des éléments indirects qui, avec la *chaleur,* la *rougeur* et la *tumeur*, éléments directs, constituent l'inflammation.

Quant à une préexistence de la douleur aidant ainsi à la formation de l'inflammation, élément dont la suppression, suivant les idées énoncées par M. Noguès, entraînerait celle de la maladie elle-même, elle ne me paraît pas sérieusement admissible dans la rigueur de l'importance qu'on lui donne, et je ne pense pas que l'on puisse donner à l'article *Eléments* de M. Bérard (*Dict. en* 60), l'interprétation sur laquelle on s'appuierait pour justifier la nouvelle expérimentation proposée par notre collègue.

Bérard, en effet, en disant que la douleur est une maladie *essentielle,* n'a pu vouloir affirmer que cette sensation existait indépendamment de tout état morbide de l'organe qui en est le siége. Il reste sous-entendu, après la lecture attentive de ces pages, véritable monument de la science, que la douleur *essentielle* ainsi qu'il l'appelle, est la manifestation d'un état nerveux anormal, état nerveux qu'on ne peut comprendre autrement que comme un état pathologique inséparable de la manifestation douloureuse ; qu'il y ait phlogose, anémie, irritation, ou toute autre disposition morbide, peu lui importe, et il ne s'explique pas à cet égard ; mais il est évident qu'il s'est produit, d'après lui-même, une modification dans ce que nous appellerons, pour rester avec lui dans le vague du vitalisme, la *vitalité* des nerfs, et ce qui le prouve, c'est que dans sa *Description générale*, il dit que : *Quelquefois un sentiment de torpeur et de formication dans une partie, précède la douleur qui va s'y établir.* Ailleurs, il dit, il est vrai, que quand elle apparaît sur un point de l'économie, elle n'est qu'un avant-coureur de la maladie qui va s'y produire; mais qui contesterait que, avant la manifestation de la douleur elle-même, il y a quelque chose qui a précédé? C'est-à-dire un changement dans la vitalité, sinon plus.

Le vieil axiome *ubi dolor, ibi fluxus*, ne préjuge pas davantage de la prégénèse de l'un ou de l'autre; les deux sont connexes, il ne faut pas voir rigoureusement autre chose dans ces quatre mots. Cependant, en ceci comme en toutes choses, gardons-nous d'être trop absolus. La douleur développée dans un point du corps, par une altération de la vitalité, produite elle-même par une cause interne ou externe quelconque, a une action de retour incontestable, ainsi que je l'ai déjà dit ailleurs, sur l'organisme tout entier; à l'état de bénignité même, et à plus forte raison quand elle est exagérée, elle détermine, inévitablement, un mode accidentel de fonctionnement de tous les organes ainsi dévié de son rhythme normal; et pour ne prendre que la circulation, qu'elle soit directement influencée, ou indirectement par le trouble cérébral, elle sera tantôt accélérée, tantôt ralentie; dans le premier cas, par le fait de l'attention du cerveau forcément fixée là où il rapporte la sensation qui l'impressionne, on peut admettre, quoique ce ne soit nullement prouvé, que l'afflux y sera plus considérable (*ubi dolor, ibi fluxus*), et les choses devenant extrêmes, la douleur ayant eu pour générateur une simple perversion de la vitalité, sera devenue, indirectement à son tour, cause d'inflammation.

C'est toute la concession qu'on peut faire; une fois l'inflammation née, il est bien possible que la douleur y continue un rôle, mais si cela est, c'est désormais d'une façon tout à fait secondaire et effacée. L'inflammation est une fonction nouvelle, accidentelle, complexe et complète, greffée sur les fonctions générales auxquelles elle emprunte sa vie propre, et les lois particulières qui lui imposent une évolution déterminée ; la douleur n'est pour rien dans sa constitution intime, elle ressort d'une anomalie fonctionnelle, elle n'est pas même dans l'acception propre du mot, un des éléments de l'inflammation, puisque dans bien des cas elle fait complétement défaut. Ce n'est, en outre, qu'une abstraction, ce n'est qu'un moyen donné à l'homme, de se diriger dans la recherche de la portion de son être qui est en détresse.

Cela est si vrai, que le très-jeune enfant est incapable de déterminer le lieu d'où il souffre, et que chez l'adulte, lorsque le cerveau s'est habitué à rapporter la souffrance à un point fixe, il faut un certain temps pour une précision nouvelle du point douloureux qui se manifeste sur le trajet d'un nerf, alors que la partie anciennement malade à laquelle ce nerf aboutissait n'existe plus. Qui n'a été témoin des douleurs des amputés dans les pieds ou les mains qu'ils ont perdus ?

La douleur est un résultat et non une cause, et si peu cause, que très-souvent des inflammations se développent sur des parties du corps complétement insensibles, et conséquemment impropres à sa production.

Les aliénés, si inaptes quelquefois à cette sensation, qu'ils pratiquent sur eux-mêmes, sans sourciller, des mutilations qui, sur l'homme sain, détermineraient des douleurs atroces, sont atteints, comme les autres, de maladies inflammatoires dont la gravité consiste surtout dans l'absence de ce signe révélateur, maladies dont ils ne soupçonnent pas même l'existence, et qu'il faut toute la paternelle sollicitude du médecin pour arriver à découvrir.

Et dans les maladies chirurgicales qui se prêtent mieux que les affections médicales à une observation exacte, pouvons-nous douter qu'abstraction ou élément, comme l'on voudra, elle soit le résultat, et non la cause de l'inflammation, lorsqu'il suffit de détruire un étranglement, de produire une déperdition sanguine, pour faire cesser brusquement des douleurs jusqu'alors intolérables ? Pense-t-on qu'une injection hypodermique dans un panaris, soit de nature à déterminer un effet comparable à celui d'un coup de bistouri? C'est parce que l'on compte trop sur l'action anesthésique des injections hypodermiques que, même dans les névralgies, elles ne réussissent pas toujours. C'est qu'elles ne s'adressent qu'à la douleur, et qu'elles deviennent insuffisantes lorsque la cause qui l'a déterminée reste persistante. Dans certaines sciatiques rebelles, l'injection hypodermique échouera, là où l'endermie classique pratiquée à l'aide d'une préparation d'opium appliquée sur la plaie d'un vésicatoire réussira merveilleusement, parce que il y a une combinaison de l'anesthésie avec la révulsion.

Et maintenant, les faits sur lesquels M. Noguès a cru pouvoir baser déjà sa théorie sont-ils concluants? Je ne le pense pas, ce n'est pas la dysenterie, qui n'est pas toujours une inflammation, ce n'est pas la myélite où l'élément nerveux prédomine inévitablement, qu'il faut prendre pour terrain d'expérimentation; il faut pour poser des conclusions qui aient de la valeur, avoir guéri, sans conteste, par l'injection hypodermique, seule, à l'exclusion de toute autre médication, des inflammations franches, des péritonites, des pneumonies, des phlegmons, ou même de simples névralgies rebelles à toute autre thérapeutique.

Pour ma part, je ne saurais donc m'associer aux expériences de notre collègue, je serais fâché qu'il vit dans cette détermination ou dans ce petit travail, un but d'opposition hostile quelconque; mieux que tout autre il sait combien je mets haut et sa valeur et ses intentions, et j'ai fait mon possible pour rester dans cette critique dans les limites de ce qui convient dans une argumentation entre gens qui s'apprécient et s'estiment. Qu'il me soit donc permis, pour terminer, de dire ici ma pensée toute entière.

Je crois que l'expérimentation que M. Noguès se propose de continuer, l'amènera fatalement à la démonstration d'un principe diamétralement opposé à celui sur lequel il a cru devoir se baser, c'est-à-dire, que la douleur est un effet et non une cause. A ce point de vue, cette expérimentation aurait quelque utilité et serait ainsi justifiée jusqu'à un certain degré ; mais je crains qu'elle n'ait des inconvénients et même des dangers.

L'emploi exclusif de cette nouvelle médication, seul moyen d'en prouver l'efficacité, aura pour résultat, peut-être trop fréquent, de laisser marcher, sans opposition thérapeutique effective, une maladie grave, vers sa terminaison la plus funeste.

Dans bien des cas, la douleur ne sera pas éteinte par l'injection hypodermique, et quand cela aura lieu, le médecin se sera privé, lui-même, d'un des éléments les plus précieux pour le diagnostic, le pronostic et le traitement. Oui, le traitement car, dans telle occasion donnée, la douleur peut être nécessaire, indispensable, pour maintenir le cerveau dans cet état de réaction intelligente qui prépare, par une distribution en quelque sorte calculée de la circulation, la résolution de l'inflammation. Landré-Beauvais, dans sa *Séméiotique* ne nous a-t-il pas répété après Hippocrate : *La douleur est souvent utile à la guérison des maladies?*

Enfin, il arrivera ici ou là, que l'injection hypodermique ne bornant pas son action à la partie sur laquelle on cherche à éteindre la douleur, déterminera par absorption un état de torpeur cérébrale qui pourra ne pas être sans influence fâcheuse sur toute l'économie, et secondairement sur la marche générale de l'inflammation.

En résumé, pouvant considérer comme démontré que la douleur est effet et non cause du développement de l'inflammation, on peut avancer sans hésitation, que non-seulement son extinction doit être sans influence directe sur la marche de cet état pathologique, mais encore que la douleur jouant un rôle toujours important et quelquefois nécessaire dans le fonctionnement de l'organisme malade, cette extinction peut présenter des inconvénients et même des dangers, étant indispensable pour la curation, une sage combinaison des efforts naturels avec les moyens thérapeutiques.

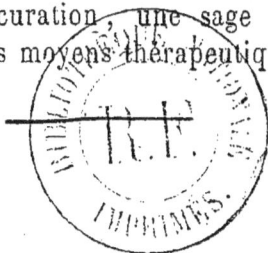